J. CHOQUET

Professeur à l'Ecole dentaire de Paris,
Lauréat de la Société d'anthropologie.

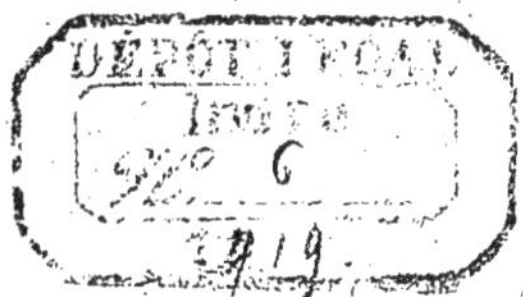

L'asymétrie du maxillaire inférieur. Les conséquences qui en découlent pour la théorie du triangle équilatéral de Bonwill et les articulateurs dits anatomiques ou physiologiques

(*Communication à la Société d'Odontologie*, 9 juin 1914.)

— 1915 —

PUBLICATION DE *L'ODONTOLOGIE*

30 août, 30 octobre, 30 novembre.

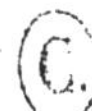

L'ASYMÉTRIE DU MAXILLAIRE INFÉRIEUR. LES CONSÉQUENCES QUI EN DÉCOULENT POUR LA THÉORIE DU TRIANGLE ÉQUILATÉRAL DE BONWILL ET LES ARTICULATEURS DITS ANATOMIQUES OU PHYSIOLOGIQUES.

Par J. CHOQUET,

Professeur à l'Ecole dentaire de Paris.

(*Communication à la Société d'Odontologie*, 9 juin 1914).

Depuis de nombreuses années, tant à la Société d'Odontologie que dans d'autres Sociétés scientifiques, aussi bien qu'au cours de conversations professionnelles avec des confrères, je me suis toujours élevé contre la théorie du triangle équilatéral de Bonwill.

Lors d'une de nos dernières réunions, j'ai encore élevé la voix, en réponse aux arguments qui étaient opposés systématiquement à mes observations.

On me disait : « Mais cette théorie existe, puisque depuis trente ans au moins, personne n'a jamais élevé la voix contre elle ; puisque, grâce à celle-ci, l'on est parvenu à créer des articulateurs anatomiques ou physiologiques absolument parfaits, permettant de reproduire tous les mouvements de la mandibule et simplifiant ainsi notre travail dans la construction des appareils de prothèse ; puisque surtout l'existence du triangle équilatéral a été démontrée d'une façon indiscutable par des praticiens et des spécialistes de toutes les nations. »

Prenez un maxillaire inférieur, me disaient les plus fervents protagonistes de cette théorie, et vous verrez que vous vous trompez lorsque vous osez avancer que le triangle équilatéral n'existe pas.

Devant cet état d'esprit, devant cette volonté bien arrêtée de ne pas vouloir reconnaître que depuis 1865, époque où Bonwill présenta à *l'American Dental Association* son premier travail intitulé : *Articulation and articulators*, tous ceux qui ont accepté les vues de Bonwill et ont cherché à les faire reconnaître comme vraies par la profession, ont fait fausse route, je me suis décidé à faire toucher du doigt à ces protagonistes irréductibles l'erreur dans laquelle ils se sont complu.

Aujourd'hui je viens apporter des preuves irréfutables basées, non sur des idées que mon imagination aurait pu créer, ce qui n'est pas admissible lorsque l'on veut travailler d'une façon réellement scientifique, mais sur des milliers d'observations et de mensurations que j'ai effectuées spécialement à cet égard. Notre profession ne doit être assise que sur des bases absolument solides et c'est au chirurgien-dentiste qu'il appartient de le prouver.

Il y a quelque vingt ans, alors que la théorie de Bonwill a fait son apparition en France, j'ai été, moi aussi, séduit par les idées émises par leur inventeur, mais j'avoue très franchement que je ne comprenais qu'une chose, c'est que l'on devait toujours trouver un triangle équilatéral dans un maxillaire inférieur. Ce n'est qu'au fur et à mesure que je cherchais à m'assimiler les idées de Bonwill, que j'ai fini par me demander si par hasard dans cette théorie que tous comprenaient soi-disant après une simple lecture, il n'existait pas un défaut ou tout au moins une explication manquant de clarté.

C'est alors que venant à mensurer un maxillaire inférieur, je constatai, à mon grand étonnement, qu'il était de toute impossibilité d'inscrire le fameux triangle équilatéral. J'effectuai d'autres mensurations, et je pus me rendre compte dès ce moment que la théorie de Bonwill au sujet de laquelle on faisait tant de bruit était tout à fait sujette à caution.

Je m'astreignis alors à continuer mes recherches et à étendre celles-ci dans un rayon d'action bien déterminé, et ce sont les résultats auxquels je suis parvenu que je vais avoir l'honneur de vous soumettre ce soir.

Au mois de décembre dernier, alors que j'ai présenté ma très courte note sur l'asymétrie du maxillaire inférieur, j'ai posé un premier jalon destiné à réduire à sa juste valeur la théorie de Bonwill. Il faut croire que les arguments que j'ai apportés ce soir-là ont été de quelque valeur, car, depuis cette époque, il semble que ceux qui étaient si enthousiastes jusqu'alors se soient un peu refroidis. Ils ne parlent plus d'une façon aussi affirmative de la longueur des côtés du triangle équilatéral qui primitivement devait être de 10 centimètres, pas un millimètre de plus ; ils laissent entendre que ces dix centimètres sont une moyenne sur laquelle on doit se baser, et, rendant vrai une fois de plus le vieux proverbe français qui dit que nul n'est prophète en son pays, ils ajoutent :

Un tel a prouvé ceci ; X a démontré que, etc., etc., etc., et ils terminent en disant : Quant à nous, nous n'avons jamais dit ceci, nous n'avons jamais avancé cela, etc., etc., etc.

Bref, l'on sent très bien qu'il y a quelque chose en voie d'évolution. Rien n'est encore changé, mais la transformation ne tardera pas à se faire d'une façon complète, quitte à brûler ce que l'on aura adoré, et à devenir aussi anti-Bonwilliste qu'on aura été jusqu'à ce jour partisan fervent de cette théorie et de toutes ses erreurs.

A ceux qui me disent que d'autres avant moi se sont élevés contre la théorie de Bonwill, je répondrai simplement : Je sais très bien qu'en 1895, le docteur Walker, de Pass Christian, indiqua des erreurs dans la théorie du triangle équilatéral, mais il ne parla en aucune façon de l'inexistence de celui-ci. Tout récemment encore, le Dr Fr. Frahm, dans le *Dental Cosmos* de mai de cette année, a émis l'opinion que le triangle équilatéral se rencontre. Mais Frahm n'a pas fait de pourcentage et n'a pas envisagé, pas plus d'ailleurs qu'aucun autre, l'asymétrie du maxillaire inférieur dans ses parties les plus intéressantes comme je le démontrerai dans un instant. Et pour en finir avec cette question de principe, je leur dirai surtout : Puisque soi-disant d'autres avant moi auraient démontré la fausseté de cette théorie, comment se fait-il que vous ayez continué à admettre ces erreurs et que vous n'ayez pas changé d'avis à la suite de ces soi-disant travaux ?

Il y a là un fait inexplicable.

Que l'on veuille bien excuser ce petit préambule, mais je considère qu'il était nécessaire pour ne pas dire indispensable. La théorie de Bonwill n'ayant jamais été exposée *in extenso* en France, je vais combler cette lacune en la décrivant tout au long. Qu'est-ce donc que cette théorie ?

Si l'on s'en rapporte aux définitions de Bonwill lui-même, c'est une assimilation des idées de Platon (?) qu'il a voulu généraliser en faisant du triangle équilatéral la base du développement de toute chose et de tout organisme.

Voyons en effet ce que disait Bonwill dans le seul mémoire qu'ait accepté de publier un éditeur, mémoire dont la publication a été interrompue par la mort de son auteur. Je veux parler du Journal *Items of Interest*, septembre 1899.

On lit, en effet, ce qui suit à la page 636 : « *Plato placed this angle as the most important of all geometrical work... Come down to the present day and you will find in this angle a law that no mechanician or artist can afford to ignore... It is the basal angle of all development of form... It is proven beyond doubt in the human jaws, their creation and perpetuation and preservation without change to a higher form of organisation and must ever remain the basis of this complex organism, which cannot be changed to a higher type any more than its base can be*[1]. »

---

1. « Platon considérait cet angle comme la chose la plus importante de tout travail géométrique... Arrivons à nos jours et nous trouverons dans cet angle une loi qu'aucun mécanicien et qu'aucun artiste ne peuvent ignorer... C'est l'angle qui sert de base à tout développement de forme... Il a été prouvé incontestablement dans les mâchoires humaines, leur création, leur perpétuation et leur conservation sans change-

Ainsi que l'on peut s'en rendre compte, le point de départ est très nettement posé, et Bonwill considère le triangle équilatéral comme la base de tout.

Antérieurement à cet article, il en avait publié un autre, présenté le 27 février 1878 devant l'Alumni Association of the Pennsylvania College of Dental Surgery. Cet article était intiulé : The science of the articulation of artificial dentures. Le *Dental Cosmos* reproduisit cet article dans le numéro de juin de la même année, et l'on y lit à la page 321 ce qui suit : « *From one condyloid process of the lower maxilla to the other is about four inches. From these processes to the median line is also four inches. These measurements vary slightly, but never more than one-fourth of an inch*[1]. »

Ces mesures ne concordent pas du tout avec la réalité des faits, comme on pourra s'en rendre compte un peu plus loin par les mensurations que j'ai effectuées. En effet, partant d'un point précis, j'ai établi des maxima et des minima qui sont représentés respectivement par 138 et 96 millimètres pour le diamètre bi-condylien externe, 95 mill. et 64,5 si l'on prend le diamètre bi-condylien interne.

Pour chercher à établir le triangle équilatéral, on ne doit jamais se baser sur l'une ou l'autre de ces faces, et c'est exclusivement sur *le milieu du condyle* que doivent être établis les points de départ. Bonwill n'a stipulé ce point capital que dans son mémoire de 1899, et cependant, il n'y a encore que peu d'années, bien des protagonistes de cette théorie ne le signalaient pas.

Toujours est-il que, partant du milieu des condyles, l'on doit, d'après Bonwill, pouvoir inscrire un triangle équilatéral dont un des sommets doit toujours aboutir au bord libre

---

ment pour passer à une forme plus élevée d'organisation et il doit toujours demeurer la base de cet organisme complexe qui ne saurait être changé en un type plus élevé que sa base ne peut l'être. »

1. « D'un procès condyloïde du maxillaire inférieur à l'autre il y a environ 10 centim. De ces procès à la ligne médiane il y a également 10 centim. Ces mesures varient légèrement, mais jamais de plus de 6 mm. »

des incisives centrales inférieures. Partant de ce principe qui, au résumé, n'est que le résultat d'une vue de l'esprit, car ni Bonwill ni aucun de ceux qui se vantent d'avoir travaillé sous sa direction, non plus qu'aucun des partisans de sa théorie, n'a cherché à se rendre compte si cette vue de l'esprit était exacte en mesurant un certain nombre de crânes, une quantité déterminée de maxillaires inférieurs. Partant de ce principe, disons-nous, tout l'édifice construit par Bonwill et ses protagonistes s'écroule de lui-même. Et cependant ce ne sont pas les travaux ni les communications qui ont fait défaut. Mais ceux-ci laissaient bien souvent à désirer sous le rapport de la clarté, et bien souvent même les dessins accompagnant ces travaux prouvent péremptoirement ce que je viens d'avancer et semblent même vouloir démolir la théorie qu'ils veulent défendre.

Un exemple entre tous suffira à le prouver. Le défenseur par excellence de la théorie de Bonwill en France et dans tous les congrès nationaux ou internationaux, le Dr Oscar Amoëdo, que nous connaissons tous par ses nombreux mémoires sur la théorie de Bonwill, a publié en 1907 un travail intitulé : *Étude sur l'articulation des dentiers artificiels suivant les lois anatomiques et physiologiques qui régissent l'articulation temporo-maxillaire et celles des arcades dentaires chez l'homme.*

A la page 37 de ce mémoire, si l'on examine attentivement la figure 23 représentant un maxillaire inférieur, on est tout étonné de constater que ce maxillaire va tout à fait à l'encontre de la théorie qu'il veut défendre. Ce dessin pourrait résumer à lui seul le sujet de ma communication, car il est impossible d'y inscrire un triangle équilatéral suivant les lois de Bonwill : un des sommets de ce triangle, celui qui doit aboutir au bord libre des incisives, vient en réalité se terminer à un centimètre en avant du bord libre (fig. 1) des incisives. En outre le diamètre des condyles diffère sensiblement de droite à gauche, et enfin l'obliquité de ceux-ci varie, elle aussi, dans des proportions considérables. Il faut convenir, en examinant cette figure, ou que son auteur l'a bien mal choisie pour appuyer sa démonstration, ou bien qu'il n'a pas cherché à se rendre compte, ainsi que je le disais plus haut, si les mensurations de Bonwill étaient exactes, en s'astreignant à faire lui-même quelques mensurations. De façon à bien prouver ce que j'avance, j'ai, pour cette figure n° 1, avant de la photographier, tracé au compas, deux portions de circonférence dont le centre de chacune part du milieu du condyle. Ces deux portions viennent se rencontrer, s'entrecroiser, non au niveau du bord libre des incisives centrales, mais au contraire, bien en avant de la symphyse, démontrant ainsi l'impossibilité de construire un triangle équilatéral tel que l'indique Bonwill. La divergence des condyles, tant comme diamètre que comme obliquité, se constate à l'œil nu.

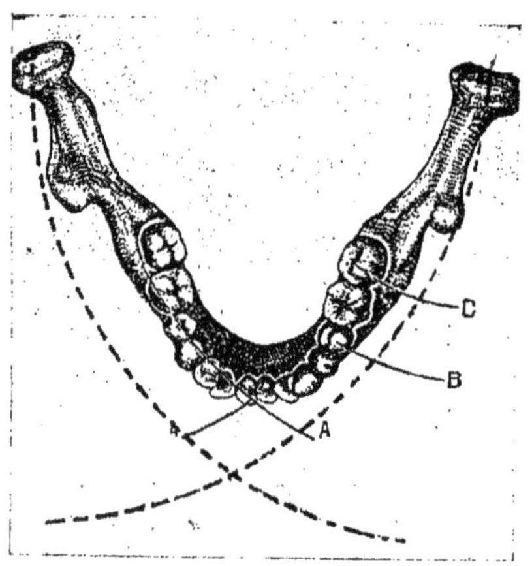

Fig. 1.

J'ai dit plus haut que tout l'édifice construit par Bonwill et ses élèves s'écroulait de lui-même, et il ne pouvait en être autrement, car le maxillaire inférieur, à l'encontre des définitions qui sont données par les anatomistes qui le décrivent comme un os absolument symétrique, est en réalité un os asymétrique dans plus de 90 o/o des cas. Je vais du reste le démontrer un peu plus loin, car c'est le point de départ de mon argumentation pour montrer la fausseté de la théorie de Bonwill. Si celui-ci avait dit que dans tout maxillaire inférieur *vu sous un certain angle*, ce qu'il n'a jamais fait, on pouvait inscrire une figure géométrique ayant forme de triangle, sans stipuler ainsi qu'il l'a fait, que cette figure devait être un triangle équilatéral de dix centimètres de côté, mais que l'on pouvait se trouver en présence, soit d'un triangle isocèle, soit d'un triangle scalène, cette définition aurait pu être acceptée sans la moindre contestation, car elle n'entraînait aucune conséquence. Il n'en a pas été ainsi, et tous ses partisans ont réédité la même erreur. Ils ont cru les yeux fermés ce qu'avait avait avancé Bonwill, sans chercher à voir si les chiffres qu'il donnait étaient exacts. Aucun d'eux n'a été frappé par ses exagérations lorsqu'il dit par exemple (*Items of Interest* sept. 1899, page 637, 9e lig.) qu'il a examiné 4.000 crânes et au moins 6.000 sujets vivants et qu'il a *toujours* trouvé le triangle équilatéral.

On peut se demander, et non sans raison, de quelle façon Bonwill a procédé pour effectuer sur le vivant les 6.000 mensurations dont il parle. Quant aux 4.000 crânes qu'il dit avoir mensurés, il aurait fallu vraiment que ce soient des sujets spécialement construits pour lui, car encore une fois, d'après mes recherches personnelles, dans 90 o/o des cas le maxillaire inférieur est asymétrique, et le mot asymétrique implique forcément l'impossibilité d'inscrire à l'intérieur de cette figure une autre figure symétrique comme le triangle équilatéral. Pour ma part il m'est passé entre les mains plusieurs milliers de crânes et de maxillaires inférieurs provenant tant des Galeries d'Anthropologie du Muséum que de mes collections personnelles, et je n'ai autant dire jamais rencontré le triangle équilatéral. Ce que j'ai constaté à tout instant, c'est l'asymétrie du maxillaire inférieur, portant tantôt sur un point, tantôt sur un autre.

Avant de donner connaissance des parties du maxillaire inférieur qui sont asymétriques, et d'entrer par conséquent dans le vif du sujet de ma communication, il me faut faire une restriction qui de prime abord peut paraître bizarre et même incompréhensible après ce que je viens de dire au sujet de l'inexistence du triangle de Bonwill. Si l'on étudie un maxillaire inférieur dont les branches montantes sont égales comme longueur, on peut ou non y inscrire un triangle équilatéral. Tout dépend de l'angle sous lequel sera étudié ce maxillaire. Examinons par exemple la figure n° 2 qui représente un maxillaire inférieur tel que nous sommes habitués à le voir, d'après les travaux de Bonwill et

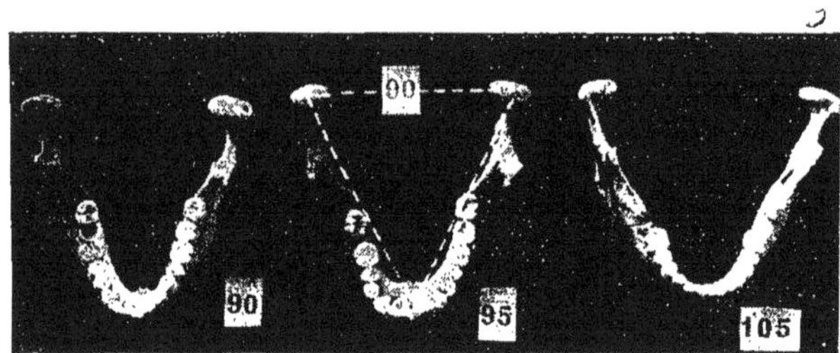

Fig. 2.

de tous ses protagonistes, c'est-à-dire sous un angle de 90°. Je n'emploie pas de dessin pour ma démonstration, et c'est en connaissance de cause, car aux dessins, on peut faire dire tout ce que l'on veut, et c'est ce qu'il ne faut pas pour une démonstration de cette ampleur. La photographie elle-même peut prêter à confusion lorsqu'on n'y apporte pas tous ses soins. Tel est le cas pour le travail de Frahm cité plus haut, travail dans lequel les figures 3, 6, 18 et 19 peuvent être sujettes à critique, car elles représentent plusieurs maxillaires inférieurs vus ensemble, lesquels ne se présentent pas sous l'aspect qu'ils auraient s'ils étaient vus séparément.

C'est du reste pour cela que j'ai photographié trois maxillaires en même temps, de façon à bien démontrer que dans de semblables comparaisons, même photographiques, on ne doit tenir compte que d'une seule pièce, la pièce centrale, car les autres sont vues sous un angle qui peut prêter à des indications erronées.

Dans la figure n° 2 [1] on est obligé de reconnaître que la théorie de Bonwill est absolument erronée, car le sommet du triangle *équilatéral* que nous cherchons à inscrire à l'intérieur de ce maxillaire, en nous basant sur la définition de Bonwill, c'est-à-dire en partant du milieu des condyles, au lieu de venir aboutir au bord libre des incisives inférieures, vient se terminer au niveau de la deuxième prémolaire. Le même maxillaire, si l'on incline à 75° le plateau sur lequel il repose, présente (fig. 3) [1] un aspect différent qui se rapproche de la théorie de Bonwill, sans cependant y être parvenu

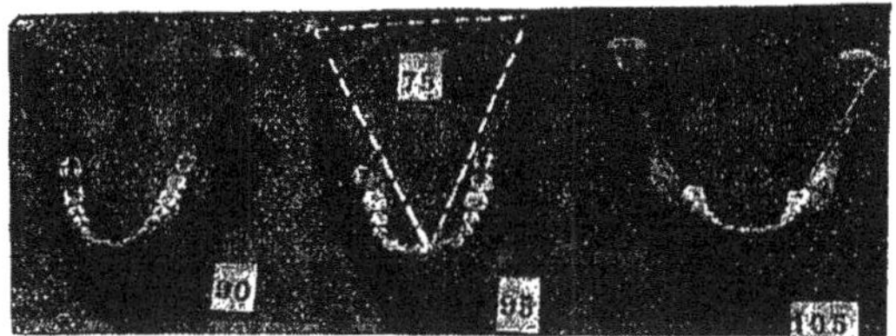

Fig. 3.

d'une façon complète. Et enfin, si l'on continue à incliner le plateau et à obtenir un angle de 50° (fig. 4) [1], l'on finit par

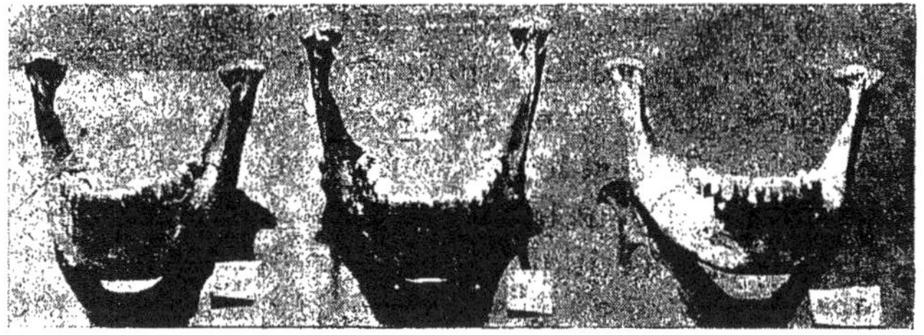

Fig. 4.

obtenir un triangle équilatéral réalisant à peu près toutes les conditions requises pour que la théorie de Bonwill soit ac-

1. Les chiffres 90-75-50, placés à l'intérieur du maxillaire inférieur central, indiquent l'angle sous lequel est vu le dit maxillaire.

Les chiffres 90-95-105, placés au dessous indiquent le diamètre bi-condylien moyen pris au milieu des condyles.

ceptable. Ce maxillaire ainsi étudié n'est pas exact, *car il n'est pas orienté tel qu'il doit l'être* et le reproche que je ferai à ce maxillaire, je le ferai à l'articulateur de Bonwill de même qu'à la plupart des autres articulateurs dits anatomiques ou physiologiques. Etudions maintenant ce même maxillaire, non pas vu d'en haut, mais bien au contraire vu de profil. Posons-le sur une surface plane, une table par exemple, situation qui représente la position que nous donnons à nos modèles lorsque nous les montons en articulateur, que celui-ci soit simple ou anatomique (fig. 5). Si l'on

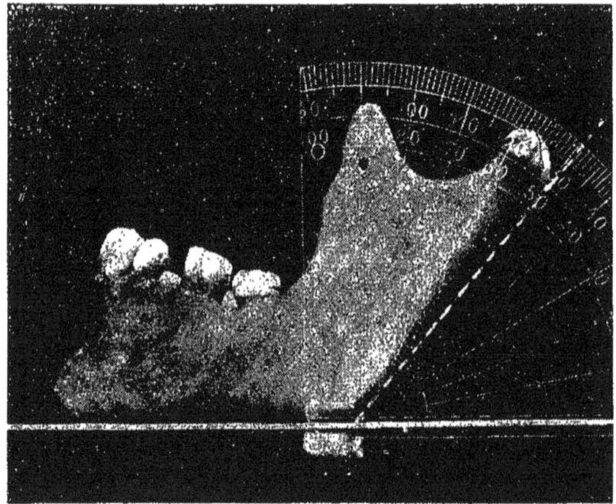

Fig. 5.

vient à appliquer sur la photographie obtenue un rapporteur pour étudier l'angle formé par la branche montante avec le corps du maxillaire et par conséquent avec la surface plane sur laquelle repose ce maxillaire, on constate qu'il existe une ouverture de 50°. Relions maintenant ce maxillaire inférieur au crâne lui-même, en relations normales d'articulation, au moyen de ressorts, puis portons le crâne complet sur le craniophore de Verneau pour obtenir l'orientation exacte de ce crâne et par conséquent du maxillaire inférieur, en se rapprochant autant que possible de ce qui se passe sur le sujet vivant. Je choisis le craniophore de Verneau, car, malgré l'opinion des anthropologistes allemands qui reprochent à cet appareil de faire relever le crâne en avant, je considère que c'est le seul appareil pouvant nous donner les indications les plus précises. Je ne parle pas et pour cause du craniophore de Broca qui n'a plus de raison d'être, car il ne peut donner que des indications erronées au sujet de l'orientation.

La figure n° 6 nous donne la photographie de ce crâne

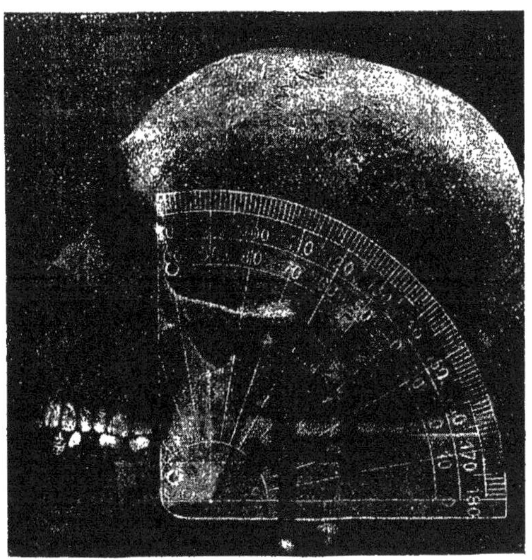

Fig. 6.

ainsi orienté, et si nous appliquons sur celle-ci un rapporteur comme nous l'avons fait pour le maxillaire séparé, nous constatons que l'angle obtenu n'est plus de 50°, mais de 65°.

La figure n° 7, représentant un autre crâne muni de son maxillaire, lequel crâne est orienté sur le craniophore de Verneau, comme le précédent, présente, au point de vue de l'angle formé par ce maxillaire inférieur, des variations sensibles, suivant que ce maxillaire est relié au crâne ou bien qu'il est séparé de celui-ci et posé à plat comme nous sommes habitués à le voir alors que nous montons nos empreintes en articulateur.

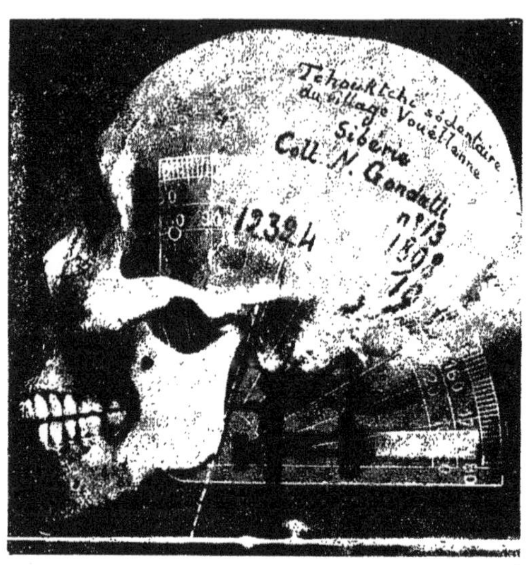

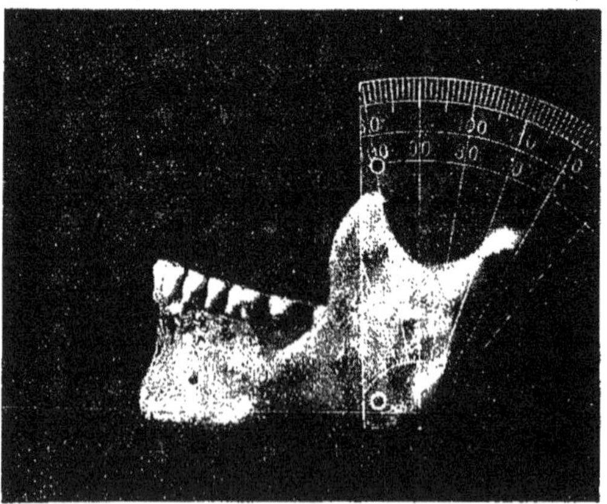

Fig. 7.

Il faut donc tenir compte, lorsque nous montons des modèles dans un articulateur quel qu'il soit, de la situation qu'occupe dans l'espace le maxillaire inférieur et je compte présenter au congrès de Londres un articulateur réalisant toutes les possibilités d'inclinaison et d'orientation.

L'orientation est donc la base de tout lorsque nous voulons construire un dentier, et je suis convaincu que tous les échecs obtenus (et ils sont nombreux quoi qu'on dise, car on ne nous présente jamais que les quelques rares cas de réussite) sont dus au manque d'orientation.

En ce qui nous concerne, le plan d'orientation du maxillaire inférieur proposé par le Dr Nello Puccioni, assistant au Muséum d'Anthropologie de Florence et publié dans l'*Anthropologie*, n'est d'aucune utilité pour nous, car c'est le plan d'orientation de Klaatsch, basé sur le plan alvéolaire représenté par une ligne droite partant du point alvéolaire inférieur pour rejoindre le point le plus externe de l'alvéole de la dernière molaire. Le Dr Puccioni qui s'est fait une spécialité de l'étude du maxillaire inférieur (voir: Ricerche sui rapporti di grandeza tra corpo e ramo ascendente nella mandibola, dans: *Archivio per l'Antropologia* et la *Etiologia*, 1911, page 83; Ricerche sui rapporti di grandeza tra corpo e ramo ascendente nelle mandibole fossili europee, dans : *Rivista d'Antropologia*, 1912, page 367 ; Ricerche sulla forma dell mento e dell' incisura sigmoidea negli uomini e nelle scimmie, dans: *Archivio per l'Antropologia e la Etiologia*, 1913, page 98) considère qu'il est absolument indispensable d'avoir un plan d'orientation unique si l'on veut obtenir des résultats satisfaisants. Pour lui, la méthode d'orientation de Broca n'est pas pratique, car celui-ci admettait tantôt le bord inférieur de la mandibule (mesure des angles prise avec la tablette), tantôt une ligne tangente au bord postérieur de la branche montante (largeur maxima de la branche montante) et il propose simplement le plan d'orientation de Klaatsch (voir: *Kraniomorphologie und Kraniotrigonometrie,* dans : *Archiv. fur Anthropologie,* 1900, 1-2).

Continuant la définition de la théorie de Bonwill, je

reprendrai son mémoire de 1899, et je ferai remarquer que malgré les dimensions de dix centimètres qu'il assigne à la dimension du maxillaire inférieur, comme devant toujours exister, Bonwill fait cependant quelques restrictions lorsqu'il parle des Indiens et des Malais, ainsi que de quelques races et nations (sans cependant spécifier) chez lesquelles les dimensions peuvent être portées à 127 millimètres. Il laisse entendre que chez ceux-ci le triangle équilatéral existe *toujours* et que les quelques rares cas où on ne le trouve pas, ne sont constatés que chez les peuples ayant l'habitude de faire subir au crâne des mutilations par compression à la naissance. A mon avis, cette restriction n'a aucune raison d'être, et les susdites mutilations n'ont rien à faire en pareil cas. Enfin pour Bonwill le maxillaire inférieur, laissé libre de se développer, doit *toujours* être équilatéral. Pour en terminer avec la description de toutes les parties saillantes de la théorie de Bonwill, ce dernier, toujours dans le même article, vient à tirer des conclusions absolument extraordinaires pour l'emplacement des dents et l'espace que ces dernières doivent occuper sur les maxillaires. Il dit par exemple que le diamètre mésio-distal des 14 dents mises en ligne droite doit être égal à un des côtés du triangle équilatéral obtenu, et que ces mêmes 14 dents peuvent être enfermées dans une circonférence.

Pour la première partie de cette assertion, je suis d'un avis diamétralement opposé et j'apporte des preuves à l'appui de ce que j'avance.

Prenant quatre maxillaires inférieurs au hasard et possédant leur dentition au complet, j'établis le diamètre mésio-distal des 14 dents, puis je prends les diamètres bi-condyliens externe, moyen, interne et chaque fois, partant de la portion du condyle mensuré, je prends la dimension allant de ce point au bord libre. J'obtiens ainsi la table suivante :

			Développement mésiodistal des 14 dents.
			—
N° 1			
Diamètre	bi-condylien externe	121	
—	au bord libre	118	
—	bi-condylien moyen	99	= 116
—	au bord libre	115	
—	bi-condylien interne	80	
—	au bord libre	115	
N° 2			
—	bi-condylien externe	112	
—	au bord libre	98	
—	bi-condylien moyen	92	= 101.2
—	au bord libre	98	
—	bi-condylien interne	77	
—	au bord libre	97	
N° 3			
—	bi-condylien externe	119	
—	au bord libre	114	
—	bi-condylien moyen	97	= 102
—	au bord libre	112	
—	bi-condylien interne	77	
—	au bord libre	111	
N° 4			
—	bi-condylien externe	106	
—	au bord libre	101	
—	bi-condylien moyen	88	= 102,2
—	au bord libre	102	
—	bi-condylien interne	72	
—	au bord libre	99	

Les chiffres représentent des millimètres et des fractions.

De façon à posséder des indications aussi précises que possible, j'ai dressé une table spéciale donnant les dimensions, dans les différentes races, des diamètres by-condyliens interne et externe, sans tenir compte des diamètres moyens, c'est-à-dire à la portion centrale des condyles.

DIAMÈTRES BI-CONDYLIENS INTERNE ET EXTERNE

	Interne.	Externe		Interne.	Externe
	—	—		—	—
Français	82	122	Français	74	115
—	71	115	—	77	120

	Interne	Externe
Français	73	112
—	83	125
—	69	113
—	81	123
—	83	122
—	81	123
—	83	125
Roumain	77	120
Suédois	82	120
—	83	115
Corse	78	123
Arabe	73	115
—	77.5	120
—	75	109
—	76	114
—	73	108
—	81	115
—	67	108
—	74	107
—	65	110
—	76	113
Maure	80	122,5
—	73,5	114
—	78,5	118
—	70	110
—	80	124
Kabyle	73	124
—	70	114
—	80	123
—	80	116
Soudanais	73	112
—	82	119
—	80,2	122,5
—	80	117
—	73	115
Patagon	80	127
—	85	130
—	78	124
—	95	133
—	89	131
—	73	105
—	83.5	130,5
—	79	112
—	86	128,5
Néo-Calédonien	75	121
—	75	123
—	79	115

	Interne	Externe
Néo-Calédonien	77	115
—	67	121
—	76	121.5
—	78	123
—	84	130
Néo-Hébridais	69	108
—	82	120
—	83,5	122
—	85	129
—	81,5	124
—	78	109,5
Hawaïen	82	127
—	93	133
Australien	76	112
—	81	121
Néo-Zélandais	81	125
Tasmanien	67	109
Tahitien	89	134
—	83.5	124
—	75	113
—	77	120
—	75	126
Californien	77	117
Mindanais	71	108
—	68,5	111
—	83	120
Maori	78	120
—	86	129
—	79	124
—	91	128
—	75	108
—	86	132
—	71	112
Chinois	82	120
—	65	107
Japonais	86	124,5
Mongol	79	118
Tartare	81	120
Cosaque	96	138
Malais	77	117
—	82	116
—	72	118
—	87,5	126,5
—	83	124.5
—	72	117
—	79	116
Javanais	72	113

	Interne	Externe		Interne	Externe
	—	—		—	—
Javanais.......	81	121	Syok..........	79	120
—	80	122	Hova..........	77	117
—	75	115	—	81	121
Dayack	77,5	114	Tchoukoky	86	130,5
—	80	120	Esquimaud	85	126
—	80	118	—	90	130
—	82	120	Fuégien........	92	131
Indou	76	107			

Comme on le voit, les assertions de Bonwill ne riment à rien une fois de plus. Quant à la seconde partie, savoir que ces mêmes 14 dents doivent être complètement incluses dans une circonférence qui entourerait le triangle équilatéral, ce dernier n'existant pas, on est en droit de se demander comment il faut agir en pareil cas, Enfin pour en terminer avec la description intégrale de la théorie de Bonwill, il faut citer son opinion lorsqu'il dit que les six dents de bouche, mises en ligne, ont le même développement que les deux prémolaires et les deux molaires placées sur un des côtés du triangle équilatéral, formant ainsi un nouveau triangle équilatéral, puisque dans presque tous les cas de crânes à dentition complète étudiés, on constate sous un angle de 90 degrés, et même lorsque les branches montantes sont de même longueur, qu'il est impossible d'inscrire le triangle équilatéral. Ainsi qu'on peut s'en rendre compte par l'examen de la figure 8, qui n'est que

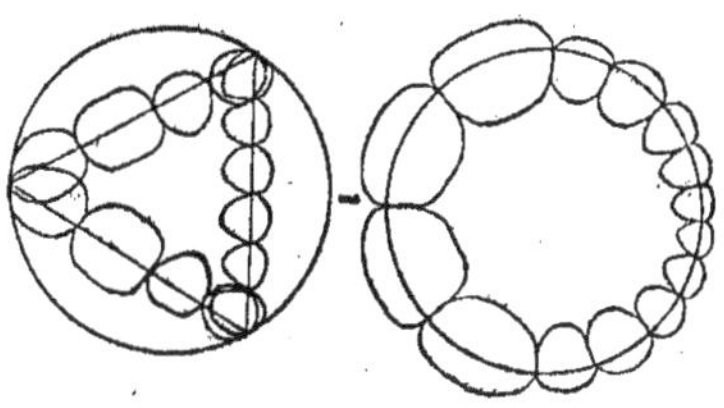

Fig. 8.

la reproduction des dessins originaux de Bonwill, cette conception ne tient pas debout, car elle fait empiéter les dents les unes sur les autres, et malgré toute l'attention que l'on peut apporter, malgré tout le bon vouloir dont on peut être animé, l'on ne voit pas bien quel intérêt ces figures géométriques peuvent avoir pour la confection des appareil de prothèse.

Je me permettrai entre temps de faire remarquer que dans mon travail intitulé : « Etude comparative des dents humaines dans les différentes races », publié au commencement de 1908, on trouve entre les pages 24 et 25 une planche indiquant les dimensions existant entre ces diffé-

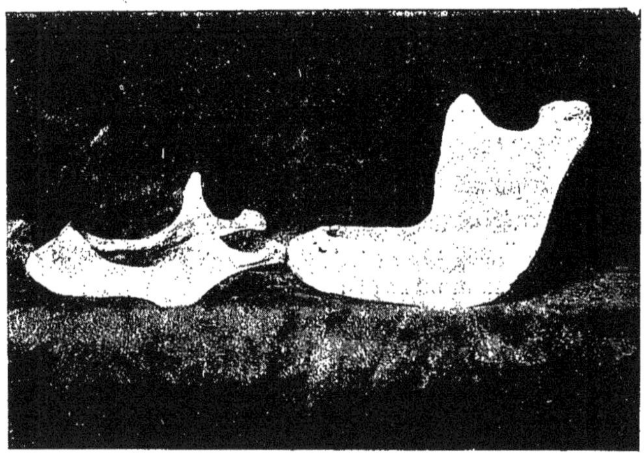

Fig 9.

rents groupes de dents, et il suffira d'y jeter un coup d'œil pour trouver les dimensions exactes.

Les points principaux de la théorie de Bonwill (je pourrais même dire la théorie elle-même) ayant été exposés une fois pour toutes, de façon à bien faire comprendre pourquoi je me suis toujours élevé contre elle, il me faut, avant d'envisager l'étude anatomique du maxillaire inférieur et faire ressortir les parties qui sont sujettes à l'asymétrie, faire une remarque qui a une très grande importance. En supposant que la théorie de Bonwill soit exacte, ce qui n'est pas le cas, ainsi que je viens de le démontrer, puisque cette dernière a été créée pour la construction des appareils de prothèse dans des bouches complètement édentées, comment se fait-il que Bonwill et tous ses protagonistes se basent pour inscrire le triangle équilatéral sur le fait que l'un des sommets de ce triangle doit aboutir au bord libre des incisives inférieures ? Il y a là un non sens absolument flagrant, car là où l'on pourrait inscrire ce triangle équilatéral dans une bouche possédant toutes ses dents, l'on ne pourra pas agir de même si cette même bouche ne présente plus d'organes de mastication. Il faut en outre tenir compte que les maxillaires de vieillards, surtout les maxillaires inférieurs, ne sont autant dire jamais de mêmes dimensions, comme l'on peut s'en rendre compte par la figure n° 9, représentant deux maxillaires de dimensions extrêmes.

Quelles sont les parties du maxillaire inférieur sur lesquelles peut porter l'asymétrie ?

Cette dernière peut exister ou sur les condyles eux-mêmes, ce qui est le cas le plus fréquent, ou bien encore sur les branches montantes.

Envisageons chacun de ces cas.

Condyles a). *Asymétrie condylienne proprement dite dans le diamètre transversal.*

Si l'on examine un maxillaire inférieur posé à plat, par la face triturante des dents, on constate que les surfaces articulaires peuvent varier dans des proportions considérables dans le sens transversal.

Ces condyles peuvent varier non seulement d'un sujet à un autre, mais encore sur le même individu on peut constater des différences allant quelquefois jusqu'à 3 millimètres.

Point intéressant à signaler, dans les races inférieures, il semble que ce soit toujours le côté gauche qui présente le plus de développement, ainsi que l'on peut le voir par l'examen de la table suivante :

DIAMÈTRE TRANSVERSAL DES CONDYLES

	Droit.	Gauche.
	—	—
Français	23	22,5
—	20,2	19
—	19,7	19
—	21,6	21,6
—	22	22
—	16,7	22
—	22,3	21,7
—	21,5	22,3
—	20,2	20,2
—	20,3	20,3
—	18,2	28,4
—	23,2	23,3
Roumain	22,5	22
Suédois	20	19
—	17,5	18.7
Arabe	20,3	18,3
—	18	25
—	17,3	17
—	21,3	23
—	19,5	18,5
—	20.6	21.6
—	22,5	21,3
—	19	19
—	20	20,4
—	19,5	17,8
Kabyle	22,3	22,3
—	22,3	32,2
—	23,4	22
Maure	17,5	16,6
—	20,4	20,7
Baianda	19	20,5
Soudanais	20,7	20
Bouni	20	21
Courougli	20,7	20,5
Cosaque	22,8	22,8
Mongol	20	20
Tartare	21,5	21
Tchoutkchy	23.2	24,1
Chinois	19,6	20,1
—	16	17
Esquimaud	22	21
Canaque	22,2	22,2
—	22,7	24
—	27	28,5
—	19	19
Tahitien	22,5	23
—	22	21
—	19,7	19
Hawaïen	22,5	23,3
Néo-Hébridais	23,8	23,1
—	23,3	23.
—	16,5	17,5
—	22,5	22,2

Moyenne du condyle droit pour 197 = 21 m/m04
Moyenne du condyle gauche pour 197 = 21 m/m25

	Droit.	Gauche.
	—	—
Néo-Hébridais	20,3	19,5
—	19,6	19,2
Néo-Calédonien	24,3	23,5
—	25	25
—	24,3	23
—	18,7	19
—	23.4	25
Néo-Zélandais	22,7	22,9
Néo-Guinéen	23	22,4
—	23	23,2
Dayack	19,8	20
—	19,2	21,5
—	19,2	17,4
—	18,4	25
Malais	20,7	21.3
—	21	21
—	20,4	20,7
—	19,3	20,7
—	20,4	20,6
—	20,2	20,2
Tasmanien	21,3	21.6
Japonais	20,7	20
Javanais	20	21,5
—	21	21,4
—	21	20,5
Toud	27,6	28,5
Australien	27,6	28,5
—	21	19,8
Tagal	22,2	22,8
Mangaréwa	23.5	22,4
—	22	24,5
Californien	20,6	20
Negrito	18	17
Indou	26,5	19.9
Syok	20,7	19,8
Mindanais	19	18,7
Archipel Gilbert	22	22
Banghi	22,6	23,2
Maory	20,5	22,5
Iles Loyalty	22	22
—	25,5	23,2
Amboinais	20,5	19,7
Hova	20	20,7
Patagon	24,3	24,5
—	22	24
—	22,6	23,5
—	20,5	21,6
—	21,6	22,3
—	22	23.4
—	22,6	22,8
—	15,7	16,6
—	23,2	24,1
—	21,6	22,6
Fuégien	25,3	25

Moyenne du condyle droit pour 197 = 21m/m04
Moyenne du condyle gauche pour 197 = 21m/m25

Il y a là 107 crânes d'adultes à dentition complète, représentant toutes les races, et n'appartenant qu'à des individus mâles, je ne saurais trop insister sur ce point.

De l'examen attentif il résulte, comme on peut le voir, que les surfaces condyliennes peuvent varier du tout au tout, présentant une différence d'environ trois millimètres *sur le même sujet,* alors que, lorsqu'on étudie des individus différents, il peut exister un écart de 12 millimètres 8, soit près de 13 millimètres.

Les minima sont rencontrés chez les Patagons avec 15,7, tandis que les maxima appartiennent aux Australiens avec 28,5 de diamètre transversal. Il semblerait même qu'il existe une relation inverse entre la taille de l'individu et le diamètre du condyle : plus le sujet serait grand, plus le diamètre des condyles serait petit.

b) *Asymétrie angulaire condylienne.*

Par rapport à la branche montante, on peut diviser les condyles en trois catégories qui sont les suivantes :

Ou bien les condyles sont situés perpendiculairement au col de la branche, et par conséquent les deux axes se confondront en un seul (c'est ce que l'on constate autant dire toujours chez l'enfant ne possédant que sa dentition temporaire), ou bien ceux-ci peuvent occuper une position plus ou moins oblique par rapport à la branche montante.

Ils peuvent présenter deux dispositions particulières :

I. Inclinaison en haut et en arrière du bord condylien interne avec direction de l'axe vers le trou occipital.

a) Les angles obtenus sont égaux.
b) Les angles obtenus sont différents.

II. Inclinaison en bas et en avant du bord condylien interne avec direction vers la face buccale.

a) Les angles obtenus sont égaux.
b) Les angles obtenus sont différents.

De ces différents cas, le tout premier que j'ai signalé

comme existant autant dire toujours chez l'enfant, se rencontre cependant quelquefois chez l'adulte à dentition complète, mais seulement dans la proportion de 13 o/o. Cette disposition implique des mouvements de déduction au cours de la mastication et entraîne consécutivement chez les individus dont l'alimentation est rudimentaire, des abrasions mécaniques caractéristiques des cuspides qui sont taillés en forme de plateaux.

L'asymétrie angulaire condylienne n'existant pas, par suite de la fusion des deux axes, cette première classification n'est donc signalée que pour la forme et pour mieux faire comprendre les deux autres.

La classification n° 1 est de beaucoup la plus fréquente et peut se rencontrer dans la proportion de 85 à 90 o/o des sujets étudiés. L'angle ainsi formé peut varier de 8 à 42° qui représente les maxima et les minima. Ou bien ces angles seront semblables des deux côtés, ou bien ils varieront et pourront être représentés respectivement par 10 et 40°, ainsi que je l'ai constaté, entraînant ainsi forcément des abrasions mécaniques caractéristiques et différentes des dents suivant le côté étudié.

Enfin, la classification n° 2 que l'on ne constate que très rarement et seulement dans la proportion de 2 o/o n'est signalée que pour la forme.

Enfin, dans certains cas qui sont rares chez l'adulte, mais assez fréquents chez le vieillard, on peut trouver d'un côté un condyle à angle buccal, tandis que, de l'autre côté, il existe un angle occipital. Tel est le cas pour un Tasmanien appartenant aux Galeries d'Anthropologie du Muséum.

Branches montantes. De même que nous avons vu les condyles varier dans des proportions considérables, de même pouvons-nous trouver des branches montantes différentes. Lorsque pareil fait se produit, on constate, en même temps que cette asymétrie de la branche montante, une asymétrie correspondante du diamètre transversal des condyles et de l'obliquité de ceux-ci (fig. 10). A mon avis, c'est surtout là qu'il faut chercher la cause des difficultés que nous rencontrons souvent dans la prise exacte de l'articulation, quels que soient les soins que nous apportions à cette opération.

Tels sont donc les points qu'il faut envisager dans l'asymétrie du maxillaire inférieur. De façon à pouvoir au cours de mes recherches, me rendre rapidement compte de l'asy-

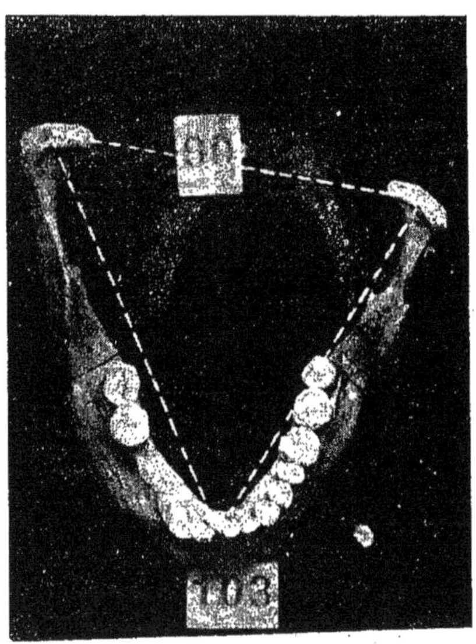

Fig. 10.
Maxillaire inférieur asymétrique comme branches montantes, diamètre des condyles et obliquité de ceux-ci. Le chiffre 90 indique l'angle sous lequel est vu ce maxillaire, et le chiffre 103, le diamètre inter-condylien moyen.

métrie plus ou moins grande existant dans les pièces anatomiques que j'étudiais, j'ai été amené à construire l'appareil que je vais avoir l'honneur de vous présenter. Je me suis servi à cet effet d'un ancien microscope pour coupes de cerveau, possédant à la partie inférieure un chariot à crémaillère que l'on peut faire avancer ou reculer à volonté. Sur ce chariot, j'ai adapté une pièce à genouillère pouvant s'incliner à 90°, et supportant elle-même un plateau sur lequel est fixé le maxillaire à mensurer. A la base antérieure du chariot est fixé un index fixe servant à indiquer sur le rapporteur du plateau supérieur l'inclinaison donnée à celui-ci (fig. 11).

La partie supérieure du statif est composée d'un tube à crémaillère sur lequel est monté, non un objectif, mais un pied à coulisse pouvant se régler à volonté au moyen de vis, et portant trois pointes d'acier glissant dans des gaînes où elles sont maintenues par des vis de pression.

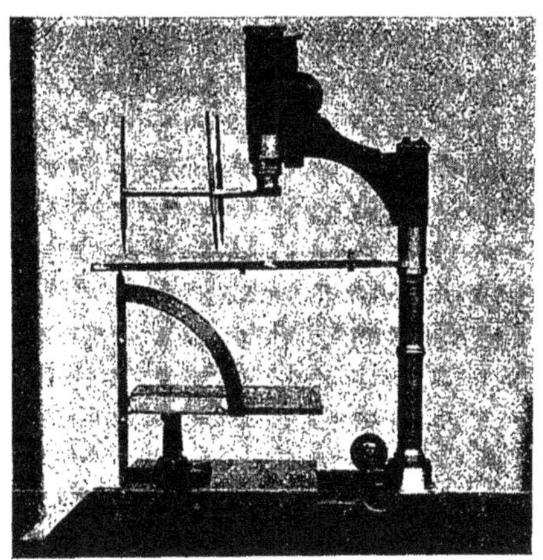

Fig. 11.
Appareil replié avant de s'en servir.

Le plateau étant placé à 90°, ainsi qu'on peut s'en rendre compte par la figure 11, et le maxillaire inférieur à étudier étant posé à plat et maintenu dans cette position, on abaisse la partie supérieure (fig. 12), et l'on fait venir en contact les deux pointes latérales avec le milieu du condyle, tandis que le bord libre des incisives est indiqué par la pointe centrale. Cette opération étant effectuée, et les vis de pression ayant été serrées, on relève la crémaillère et lorsqu'elle est parvenue au bout de sa course, on fait pivoter sur son axe cette dernière, et on l'abaisse jusqu'à ce que les pointes, dont les vis de pression ont été au préalable desserrées, viennent affleurer le plateau situé à l'arrière. Sur celui-ci est posée une feuille de papier millimétrique maintenue dans une position immuable au moyen de rainures. Les vis de pression sont alors serrées à nouveau, et l'on fait appliquer fortement les pointes sur le papier, de façon à y marquer l'emplacement exact des condyles et du bord libre des incisives (fig. 13).

On obtient ainsi les dimensions absolument exactes du maxillaire étudié sous un angle de 90°.

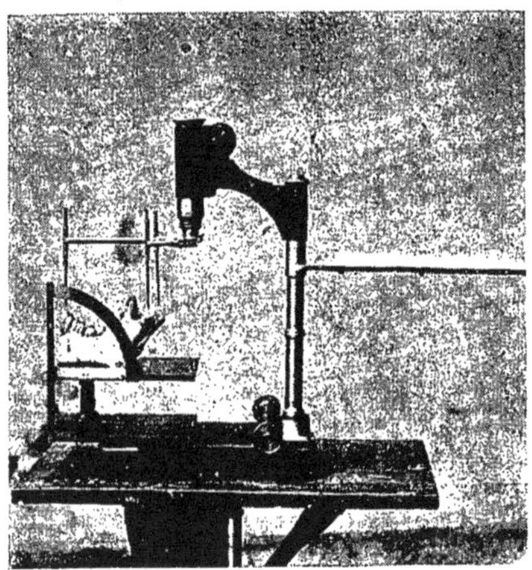

Fig. 12.
Prise des dimensions d'un maxillaire inférieur vu à 90 degrés.

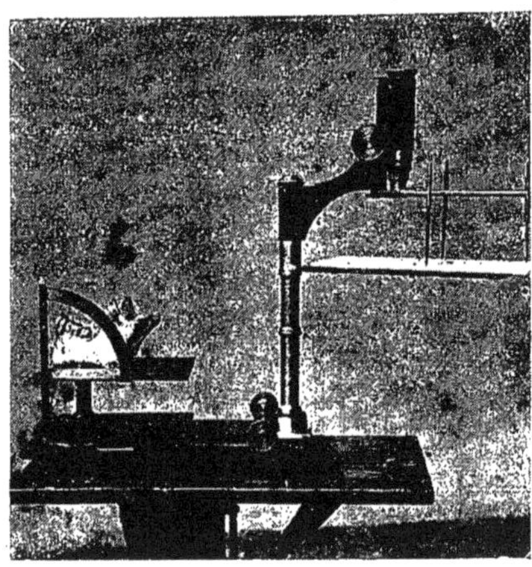

Fig. 13.
Les dimensions obtenues sont reportées sur la feuille de papier millimétrique.

Si au lieu de l'étudier à 90°, on veut l'étudier à 75°, 50°, 30 , on reporte les pointes en avant, et l'on effectue à nouveau les mêmes opérations que l'on a faites antérieurement en ayant soin, cela va de soi, d'incliner au préalable au degré voulu, le plateau qui supporte le maxillaire (fig. 14).

On constatera au fur et à mesure que l'on inclinera le plateau que la figure ou plutôt le dessin obtenu se transforme du tout au tout, et seulement en ce qui concerne la portion labiale correspondant au bord libre des incisives, et pour peu que l'on étudie un maxillaire ne présentant pas d'asymétrie de la branche montante, mais dans lequel il est impossible d'inscrire le triangle équilatéral de Bonwill, alors qu'on voit ce maxillaire sous un angle de 90°, on verra peu à peu, par suite de l'inclinaison du plateau, le dessin obtenu se transformer et se rapprocher insensiblement du triangle équilatéral de Bonwill. Comme on le voit, il y a

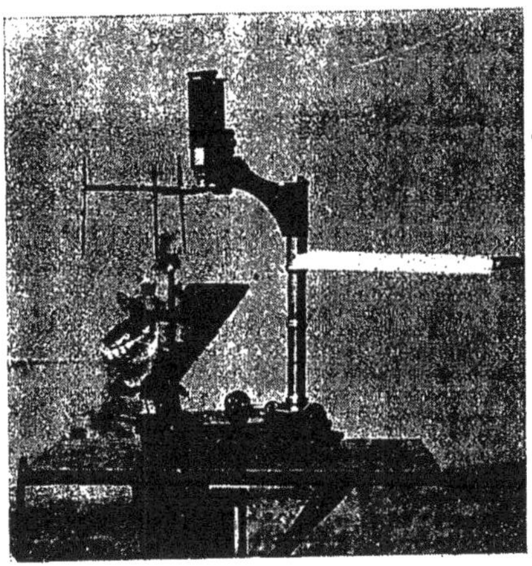

Fig. 14.
Prise des mesures sur le même maxillaire incliné à 50 degrés.

encore ici une question d'orientation sur laquelle je reviendrai d'ici peu.

Je m'excuse de m'être ainsi étendu aussi longuement sur ce sujet, mais je considère qu'il était de mon devoir de tenir la promesse que j'avais faite de démontrer que la théorie dite du triangle équilatéral de Bonwill n'a jamais été qu'une vue de l'esprit de la part de son inventeur et qu'elle ne rime à rien de sérieux.

Imp. Mellottée, Paris et Châteauroux.

www.ingramcontent.com/pod-product-compliance
Ingram Content Group UK Ltd.
Pitfield, Milton Keynes, MK11 3LW, UK
UKHW020442220726
13923UKWH00005B/2289

9 782019 242923